MÉMOIRE

Sur la mélancolie dans les fièvres ; par le citoyen BOUVIER *, docteur en médecine, membre de la Société de médecine de Paris , et correspondant du Gouvernement pour l'agriculture.*

Lu à la séance publique de la Société , le 22 floréal an 6.

L'affection connue en médecine , sous le nom de mélancolie , n'est point ce qu'on entend vulgairement par ce mot; la généralité des médecins appellent ainsi une espèce de folie dans laquelle , disent-ils , le malade triste , invinciblement saisi d'une idée , plein de raison d'ailleurs , est essentiellement sans fièvre (1).

Suivant ceux-là mêmes cependant, il est des

---

(1) Galien , lib. 2 de symptôm. causis , cap. ultimo.

Paul d'Egine , de arte med. lib. 3 , cap. 14.

Jean Fernel , de part. morbis et sympt., lib. 5 , cap. 2.

Guillaume Baillon , consit. med. , lib. 1°. , consil. 38 , lib. 3 , consil. 4 ; annotationes , etc. , etc.

Lazare Rivière , praxeos med. , lib. 1 , cap. 14.

Willis , de tract. anim. brut. p. 2 , cap. 11.

Boershav. aphor. 1089 , et van Swieten , comment. tom. 3.

Franc. de Sauvages, pathol. méthod., classis 6 , sect. 1

Etc. , etc. , etc.

A

mélancolies qui ne se manifestent que par des marques de gaieté, et dans lesquelles, par conséquent, le caractère de tristesse, donné ici comme essentiel à toutes les mélancolies, est remplacé par un caractère absolument contraire.

Mais ce n'est pas là le seul manque de précision qu'on puisse reprocher à cette définition ; il en est un tout autrement important par les conséquences qui en sont résultées.

On voit tous les jours dans les fièvres la *phrénésie*, le *transport au cerveau*, ce qu'on appelle *bizarrerie*, *caprice*, etc.; jamais personne, que je sache, n'y a vu la mélancolie. Envain l'observation a dû reconnoître des milliers de fois que la lésion du jugement ne s'y étendoit pas à tous les objets, que même elle y étoit quelquefois très-circonscrite ; le préjugé s'est constamment trouvé là pour rappeller que l'absence de la fièvre est un des caractères de la mélancolie, pour amener ainsi la séduction du raisonnement par la mémoire, et fermer la bouche à l'observateur.

Si la mélancolie ne peut en effet s'allier avec la fièvre, je le demande, dans les cas où le mélancolique éprouve des fièvres aiguës pendant lesquelles et après lesquelles il reste mélancolique; lorsqu'il est arrivé à ce point où sa destruction prochaine s'annonce par une fièvre lente nerveuse, la maladie doit-elle donc alors changer de nom? Ne seroit-elle plus la mélancolie?

Puisque l'essence de la mélancolie peut se concevoir sans cette idée d'absence de fièvre; puisque d'ailleurs nous avons vu que l'idée de tristesse n'étoit pas liée à cette essence, il ne reste donc plus à la maladie qu'un carac-tère unique, mais qui seul offre son signale-ment: ce délire particulier, retranché sur un ou deux objets, et laissant tous les autres sous l'empire de la raison. Quelque part que je rencontre ce trait, qu'il soit environné des dehors attrayans de la gaieté, qu'il se couvre du teint enluminé de la fièvre, je reconnois aussitôt la mélancolie. Ici je la vois marcher à la suite des hallucinations et des caprices, préparer les délires généraux et la phrénésie; tandis que là, par le pouvoir qu'on lui a laissé usurper, faute de l'avoir apperçue d'abord, elle se joue à produire des riches sans reve-nus, et des rois sans empire; à faire éprou-ver le sentiment du bonheur au centre de toutes les misères, et jusqu'à celui d'une exis-tence divine au milieu des besoins les plus propres à la démentir.

A 2

Telle est en effet sa marche : c'est très-souvent qu'elle prend naissance dans les fièvres ; et c'est alors sur-tout que, déguisée par le préjugé, elle jette les racines qui s'étendent ensuite si loin qu'elle ne peut plus cesser d'être qu'avec les individus ; de sorte que son chronicisme, si je puis m'exprimer ainsi, dû, en ce cas, à son origine même, tient essentiellement à ce qu'elle n'est pas traitée dans le principe. Lorsqu'on s'avise de tenter la cure, déjà, comme dans tous les autres cas, les habitudes du malade sont prises ; les idées que lui procure le rêve habituel où il se plaît, lui sont devenues nécessaires ; il craint d'en être dépouillé, et la vie, sans elles, lui paroît le vuide de la mort.

Ce n'est donc plus que par des gradations insensibles et décourageantes pour l'art, qu'on peut rappeller la santé, ou s'il est des moyens de la rappeller avec promptitude, la guérison n'est presque jamais qu'instantanée ; elle ne dure, elle n'est solide qu'autant qu'en interrompant brusquement le rêve mélancolique, on a eu l'adresse de substituer à ce rêve quelque erreur qui en conserve long-tems encore la jouissance au malade. Ainsi le mélancolique, dont la maladie ne consiste qu'en ce qu'il croit nourrir un animal dans quelque

partie de son intérieur, pourra se guérir sur
le champ par le médecin adroit qui, en fai-
sant semblant de l'en retirer, saura lui per-
suader qu'il a réussi : une telle guérison conserve au convalescent le droit de faire souvent
le récit de son indisposition.

Mais Dom-Quichotte, par exemple, atta-
ché depuis de longues années à une mélancolie plus compliquée, ne pouvoit se guérir
complètement qu'à force de patience et d'ha-
bileté morale : le remède, s'il en existe, qui
eût pu en quelques jours lui ôter entièrement
son rêve, eût été pour lui un remède à-peu-
près inutile, parce qu'il eût été trop cruel.
C'est ce qu'a fortement senti le profond observateur Cervantes, auteur de cet ingénieux
roman, quand, au milieu des ressources nom-
breuses de son imagination pour assurer la
perfection de son dénouement, il a regardé
comme nécessaire de faire un miracle pour
guérir son héros.

Cette vérité avoit été adroitement déve-
loppée dix-sept siècles avant lui : ce mélancolique d'Horace qu'en un instant l'ellébore
rappelle à la raison, et qui ne remercie ceux
qui lui ont rendu ce service, qu'en leur re-
prochant amèrement sa guérison, qu'en les
accusant de *l'avoir tué*, puisqu'ils ne l'ont

guéri qu'aux dépens de son bonheur ; est une
fiction d'une grande moralité qui montre com-
bien seroit vain l'art dont la prétention vi-
seroit à enlever subitement une ancienne mélancolie, sans rien substituer au vuide ef-
frayant qu'il laisseroit au malade.

Mais revenons à nos auteurs sur ce point
de séméiotique : s'il n'en existe aucun qui ap-
puie positivement l'origine que je donne ici
à un très-grand nombre de mélancolies, c'est
sans doute quelque chose que parmi eux j'en
trouve plusieurs qui observent dans le récit
des symptômes de cette affection, que la vie
du mélancolique est quelquefois agitée par
les mouvemens d'une fièvre aiguë, et que ses
derniers momens sont souvent consumés par
le feu d'une fièvre lente, ce qui est évidem-
ment convenir que ce genre de maladie s'al-
lie par fois avec la fièvre ; mais s'ils recon-
noissent encore que la mélancolie est fré-
quemment la suite des fièvres malignes, des
fièvres synoques, des fièvres intermittentes,
et sur-tout des intermittentes nerveuses ; ne
suis-je pas en droit d'augurer que les symptômes que, dans ces fièvres, ils ont nommé
délire, *transport au cerveau*, etc., pouvoient n'être que des délires particuliers et
peu étendus, confondus par l'usage et par le

préjugé qui l'a établi, sous une dénomination trop générale? Voici du moins ce que j'ai observé.

Durant l'automne de 1775, sous les yeux du célèbre Girod, je suivois, dans la commune de Vallay, département de la Haute-Saone, et dans quelques communes voisines, une épidémie de fièvres dyssentériques. Nous vîmes dans les différentes complications de la maladie, des délires de tout genre. Parmi ces délires il en étoit qui ne rouloient que sur très-peu d'objets, hors desquels le malade ne manquoit jamais de répondre fort juste. Le contraste qui avoit lieu dans ceux-ci m'ayant frappé, je fis remarquer à mon maître de clinique qu'on ne pouvoit guère les confondre avec les autres; ce qu'il reconnut en approuvant la dénomination de *mélancolie avec fièvre*, que je donnois à ce symptôme.

L'un de ces mélancoliques mourut; d'autres, dont le délire devint général, furent guéris sans suite; mais une fille resta mélancolique, toujours plus ou moins affectée de l'objet même qui l'avoit occupée dans la fièvre dyssentérique.

Au printems de l'année suivante, je me rendis à Rozey, même département, pour y traiter une épidémie fort grave de fièvres

A 4

continues-humorales. Là , j'eus de nouveau l'occasion de distinguer, parmi les nombreux délires dont je fus témoin , une assez grande quantité de ces mélancolies; et je vis bientôt par quelques convalescens que j'avois trouvés en arrivant , que cette affection étoit plus tenace que les autres délires ; ceux-ci se terminoient tous avec la fièvre , tandis que le délire mélancolique , lorsqu'il n'avoit pas dégénéré en un délire total , se faisoit encore remarquer pendant la convalescence , à des degrés relatifs à la foiblesse du convalescent , et que quelques malades sont même restés tout-à-fait mélancoliques après la terminaison de la fièvre. Cette observation que je n'ai jamais manqué de suivre avec intérêt , s'est plusieurs fois depuis confirmée dans ma pratique, jusques-là que je puis aujourd'hui la prédire.

Le moment, où je m'attends à son invasion, est celui où des douleurs de tête soutenues sont accompagnées de tintemens d'oreilles et d'éblouissemens ; lorsqu'en même tems les urines sont d'un rouge-clair, que de tems à autre les yeux demeurent fixes, et que le parler est bref.

C'est souvent dans le sommeil du malade qu'on s'apperçoit de cette invasion. Alors il

smit au réveil l'idée même qu'il a manifes-
tée dans son rêve. Il y a ensuite quelque
calme durant lequel les symptômes pré-
curseurs continuent. Un nouveau sommeil
amène le délire précédent, et le malade
ne cesse plus de parler de ce qui en fait
l'objet. Il n'est pas rare que ce délire s'éva-
nouisse le troisième ou le quatrième jour,
et alors le malade devient sourd ; ou une
respiration précipitée, un pouls plus éten-
du et plus vif dénotent qu'une crise prochaine va terminer la maladie principale.
Mais quand la mélancolie persiste plus de
cinq à six jours sans se changer en un délire général, la fièvre devient sensiblement
moins forte, la maladie guérit sans crise bien
prononcée, et la mélancolie reste plus ou
moins marquée, pour s'évanouir ensuite à
mesure que les forces se rétablissent, si les
tems sont favorables, et si des secours mo-
raux de la part de ceux qui entourent le malade, contribuent à cette guérison ; ou pour
devenir chronique, si l'art, dans le cas
contraire, ne s'empresse de la guérir.

C'est sur-tout dans les fièvres intermitten-
tes-nerveuses mal traitées, qu'on peut ob-
server cette affection, lorsque, arrivant au
moment où la catastrophe se laisse trop évi-

demment prévoir, on est pressé de faire un usa‑
geabondant du quinquina. Pour peu qu'on ait
eu le tems de suivre le malade pendant quel‑
ques heures, on peut prédire jusqu'à l'es‑
pèce de mélancolie ou de manie, qui sera
l'effet de la guérison précipitée que le peu de
vie restant force de hâter. Mais ici la mélanco‑
lie, ou la manie, cessent toujours lorsqu'après
avoir nourri le malade pendant 4 à 5 fois 24
heures pour lui rendre des forces, on rappelle
ensuite la fièvre par l'administration de quel‑
ques purgatifs.

La cure n'est guères plus difficile dans les
autres cas ; elle est seulement toute morale, et
ellen'exige pas, à beaucoup près, autant d'a‑
dresse ou de patience que lorsque la fièvre
n'existe plus : alors les stratagêmes les plus
grossiers ont ordinairement du succès. Mais
ce qui distingue essentiellement ce succès,
c'est que l'expérience ne permet d'attendre,
de celui qu'on obtiendroit après la cessation
de la fièvre, qu'une durée plus ou mois cir‑
conscrite, et qu'ici il est toujours complet. Je
pourrois citer un grand nombre de faits ; je
me borne à trois des plus intéressans.

PREMIERE OBSERVATION.

Un homme de mérite, par suite d'excès d'étu‑
des, fut attaqué d'une fièvre nerveuse. Au

sixième jour il se plaignit de ce que sa poitrine s'ouvroit; et ce délire particulier, qui avoit toujours été en croissant, subsistoit depuis quinze jours quand je fus appellé. Le malade avoit à tout instant des foiblesses assez longues, qu'il attribuoit à ce que la partie moyenne du sternum se séparoit dans sa longueur. Les raisonnemens, les tentatives multipliées, dont quelques-unes étoient fort rudes, pour lui prouver le contraire, n'avoient fait que rendre plus vive la sensation melancolique : il falloit donc prendre une autre voie.

J'entrai entiérement dans son opinion, et l'assurai que j'avois déjà vu et guéri cette maladie extraordinaire (1). Sur la prière qu'il me fit de lui donner mes soins, je lui annonçai que le moyen de guérison étoit très - douloureux ; mais il n'insista pas moins pour que j'en fisse l'application.

Pour m'assurer davantage de sa docilité et

____

(1) Il étoit vrai que, par une singularité assez rare, j'avois déjà vu, à très-peu de chose près, un semblable délire survenu à la suite d'une fièvre de 10 à 12 jours ; mais je ne l'avois pas guéri ; il ne l'a même été par personne : de longs calmes apparens pendant lesquels l'amour-propre du malade le forçoit à se contraindre, ont seulement établi une vicissitude cruelle d'agitations con-

captiver sa confiance, je le préparai pendant deux jours ; le troisième, je lui fis faire sur la peau qui recouvre le sternum, trois sétons que j'appellai *points de suture* , et on lui banda la poitrine du haut en bas.

Il se sentit mieux. La fièvre à cette époque étoit plutôt une fièvre lente qu'une fièvre aiguë : la douleur des sétons ranima la machine, et la fièvre devint active. Nous eûmes une ample suppuration que nous fîmes regarder au malade comme un signe d'agglutination. Le quatrième jour après l'opération , il sortit des érésypèles fugaces sur différentes parties du corps, sur-tout autour de la poitrine, et il entra en convalescence.

---

centrées et d'inquiétudes évidentes , à laquelle , après 3 ans , ses forces ont succombé.

Cette observation m'apprenoit que je ne devois rien négliger auprès de mon nouveau malade pour tâcher de lui épargner une fin aussi malheureuse ; j'étois d'ailleurs instruit par l'expérience que j'aurois de grandes facilités pour réussir, si je ne laissois pas passer le tems où, aidé de l'action de la fièvre, je pouvois opérer la coction de l'humeur , cause de la maladie.

Tels sont les motifs qui me firent employer, quelque douloureux qu'il fût , le moyen que je crus convenable à la circonstance.

SECONDE OBSERVATION (1).

Une femme atteinte d'une fièvre continue, alla jusqu'au dixième jour sans délire. Ce jour-là elle commença à desirer que son mari lui coupât la tête, sûre que sa tête reprendroit et qu'elle seroit guérie. Elle le demanda bientôt avec des instances telles que je crus devoir songer à faire cesser ce délire singulier. Depuis trois jours j'avois épuisé toutes les représentations, et elles n'avoient fait qu'exaspérer le desir. J'essayai de montrer beaucoup de condescendance, et la joie dont je comblai la malade me fit chercher quelque artifice qui pût la contenter.

Je fis tailler un morceau de bois de dix-huit pouces de long, et d'un diamètre de huit à neuf pouces, dans la forme d'un cône coupé selon la longueur. Je l'enfonçai sous le drap jusqu'à ce que la petite extrémité répondît au

---

(1) Il est peut-être à propos de se rappeller ici que ce mémoire a été fait pour être lu dans une assemblée publique de la Société de médecine de Paris : les organes frémissent encore, dans cette capitale, des secousses que leur a donné la main de fer du terrorisme ; les détails de cette observation ne pouvoient donc être présentés avec trop de ménagemens.

cou de la malade. Pendant ce tems le mari tenoit devant elle un instrument tranchant, avec le dos duquel il feignit bientôt, en sciant, d'obéir à son vœu. Durant cette opération, un assistant poussoit le morceau de bois, et faisoit ainsi monter le cou, de manière que la malade, éprouvant graduellement une gêne plus grande sur cette partie, pût prendre cet effet pour celui qu'elle desiroit. La satisfaction qu'elle témoigna dès les premiers mouvemens, et les encouragemens qu'elle donnoit à l'opérateur, me persuadèrent que les choses alloient à souhait ; mais j'en fus encore bien mieux convaincu au moment où la grosse extrémité du cône ayant dépassé le cou, laissa cette partie, sans soutien, tomber de la hauteur de la base du cône sur le chevet : la malade s'évanouit, son pouls même s'effaça tellement que j'eus un moment d'inquiétude. Je m'empressai aussitôt de mouvoir la tête comme si je cherchois à la replacer, jusqu'à ce que la malade, ayant rendu quelques plaintes, je pus assurer que les parties étoient dansl'état naturel.

Dès cet instant, la mélancolique cessa de l'être ; elle s'endormit sur-le-champ, et elle eut sept heures d'un profond sommeil. Des linges imbibés de sang qu'on lui présenta à son reveil, lui firent dire qu'elle avoit rendu toutes les pauvretés contenues dans son cou, et qu'elle ne tarderoit pas à guérir. Le lendemain elle eut en effet des vomissemens répétés d'une bile extrêmement jaune qui terminèrent la maladie.

TROISIEME OBSERVATION.

J'ai moi-même éprouvé l'affection que je décris. Qu'il me soit permis de détailler ici ma propre histoire : quand il s'agit d'une affection, il est rare que l'expérience personnelle ne fasse remarquer des circonstances que jamais on n'eût apperçues sans elle.

Après six semaines de soins et de fatigues, j'allois quitter sain et sauf cette épidémie de Rozey dont j'ai parlé plus haut, lorsque tout-à-coup elle me frappa d'une manière presque fatale. J'eus aussi un délire particulier, et comme je m'étois fait transporter dans une ville de guerre (1), probablement le bruit journalier des tambours et le son des trompettes en décidèrent l'espèce : je me crus ingénieur militaire.

______

(1) A Besançon, d'où j'étois parti pour cette épidémie.

Quoique je reconnusse avec tout le monde que depuis six jours j'étois violemment indisposé, je ne laissai pas de faire mon service imaginaire, et de lever, autant que les forces me le permettoient, le plan des forts et de la citadelle. C'étoit une suite raisonnable que le soir je me supposasse couché dans l'endroit le plus proche de celui où je me sentois épuisé; aussi ne me réveillois-je plus sans demander chez qui j'avois passé la nuit. Mais malheureusement, tout ce qui m'entouroit, pensant rétablir ma tête, ne me répondoit qu'en cherchant à me prouver une vérité qui n'existoit pas pour moi : que je n'avois quitté ni ma chambre ni mon lit. Ces assertions répétées et opiniâtres contre une certitude, qui étoit dans mon sens intime, ne servirent qu'à m'en rendre le sentiment plus vif. Désespéré, après trois ou quatre jours de débats, de m'entendre nier aussi obstinément l'évidence, je m'avisai de demander instamment, sous différens prétextes, plusieurs des personnes sur la probité de qui j'aimois à compter. Ceux-ci ayant unanimement été de l'avis des premiers, je conjecturai qu'ils s'étoient laissés gagner, et dès cet instant ils perdirent mon estime.

Occupé de ma maladie avec les médecins qui venoient me voir, je ne leur parlois pas

assez de l'objet de mon délire, pour qu'ils se
crussent obligés de me faire quelque objection.
Mais le cinquième jour de la mélancolie, le
lendemain de celui où j'avois montré tant d'inquiétude, et presque de désespoir, le pro-
fesseur Rougnon , dont le nom me sera
toujours cher, à plus d'un titre, prenant un
ton sévère, me dit en s'approchant de mon lit :
« qu'il lui étoit impossible de perdre tous les
» jours une aussi grande partie de son tems à
» me chercher ; que la ville n'étoit pas si vaste
» que je ne pusse bien revenir tous les soirs
» au même gîte ; qu'au reste je n'étois point en
» état d'aller ainsi tous le jour m'exposer au
» soleil, etc. que je finirois par mourir et par le
» déshonorer ; qu'enfin, si je continuois à sor-
» tir, il étoit décidé à m'abandonner ».

La justice que rendoit à mon opinion, en
présence même de mes contradicteurs , un
homme aussi grave et aussi respectable, don-
nant tout son poids au ton de vérité qu'il avoit
mis dans sa réprimande ; je promis sincére-
ment tout ce qu'il exigea, et là finit en effet
mon délire. Dès le soir même, je devins sourd,
et trois jours après, des urines extrêmement
abondantes emportèrent tous les levains de la
maladie.

La circonstance dont il me reste à parler,

fera voir que c'est véritablement en éprouvant moi - même cette affection, que j'ai acquis la certitude qu'elle est souvent le principe des mélancolies observées après les fièvres, et que, faute de la guérir dans le tems où la nature est disposée à faire la coction de l'humeur qui l'a produite, elle devient bien plus difficile à détruire. Il est de toute vérité que, même après l'entier retour de toutes mes facultés, je n'ai jamais bien reconnu ma chambre; que la raison seule m'a persuadé que je n'avois réellement fait qu'un rêve; et que malgré les 22 années qui se sont écoulées depuis cette époque, je n'ai conservé le souvenir d'aucune action de ma vie avec plus de force.

La mélancolie qui naît et qui existe dans les fièvres est donc toute semblable à celle qui est reconnue pour telle par les auteurs; et le tems de la guérir est donc celui-là même de la fièvre. Mais cette affection inconcevable, la condescendance l'entretient, les contradictions l'affermissent, la rudesse la fortifie; l'art seul qui unit l'adresse à la complaisance sait s'en rendre maître.

Le médecin qui veut avoir du succès doit donc ici déférer à l'erreur, étudier par quel pouvoir elle s'est emparée du malade; et lorsqu'il est parvenu à fixer la confiance, opposer à l'erreur qu'il vient combattre, l'erreur qui ne peut la terrasser qu'en se détruisant du même coup.

A ces traits qui ne voit que l'erreur des mélancoliques, ne diffère en rien des autres erreurs humaines? Que ces prétendus philantropes qui soutiennent qu'inflexible contre l'égarement de la raison, on ne doit jamais taire la vérité aux hommes, apprennent donc ici qu'il faut au contraire savoir caresser leur erreur pour les amener au vrai, et que c'est souvent en les trompant qu'on les conduit au bonheur.

DE L'IMPRIMERIE DE LA SOCIÉTÉ DE MÉDECINE, RUE D'ARGENTEUIL, n°. 311.

Recueil

médecine

Devenne

métaschalée